SALINS

(SAVOIE)

ET

SES EAUX THERMALES

PAR

Le Docteur L. DESPREZ

EX-INTERNE DES HÔPITAUX CIVILS DE LYON

MEMBRE DE LA SOCIÉTÉ DE MÉDECINE ET DE CLIMATOLOGIE DE NICE,

DE LA SOCIÉTÉ DES LETTRES, SCIENCES ET ARTS DES ALPES-MARITIMES, ETC.

MÉDECIN CONSULTANT A BRIDES ET A SALINS

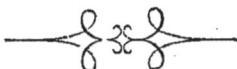

PARIS

V. ADRIEN DELAHAYE ET Cie, LIBRAIRES-ÉDITEURS

Place de l'École de Médecine.

1879.

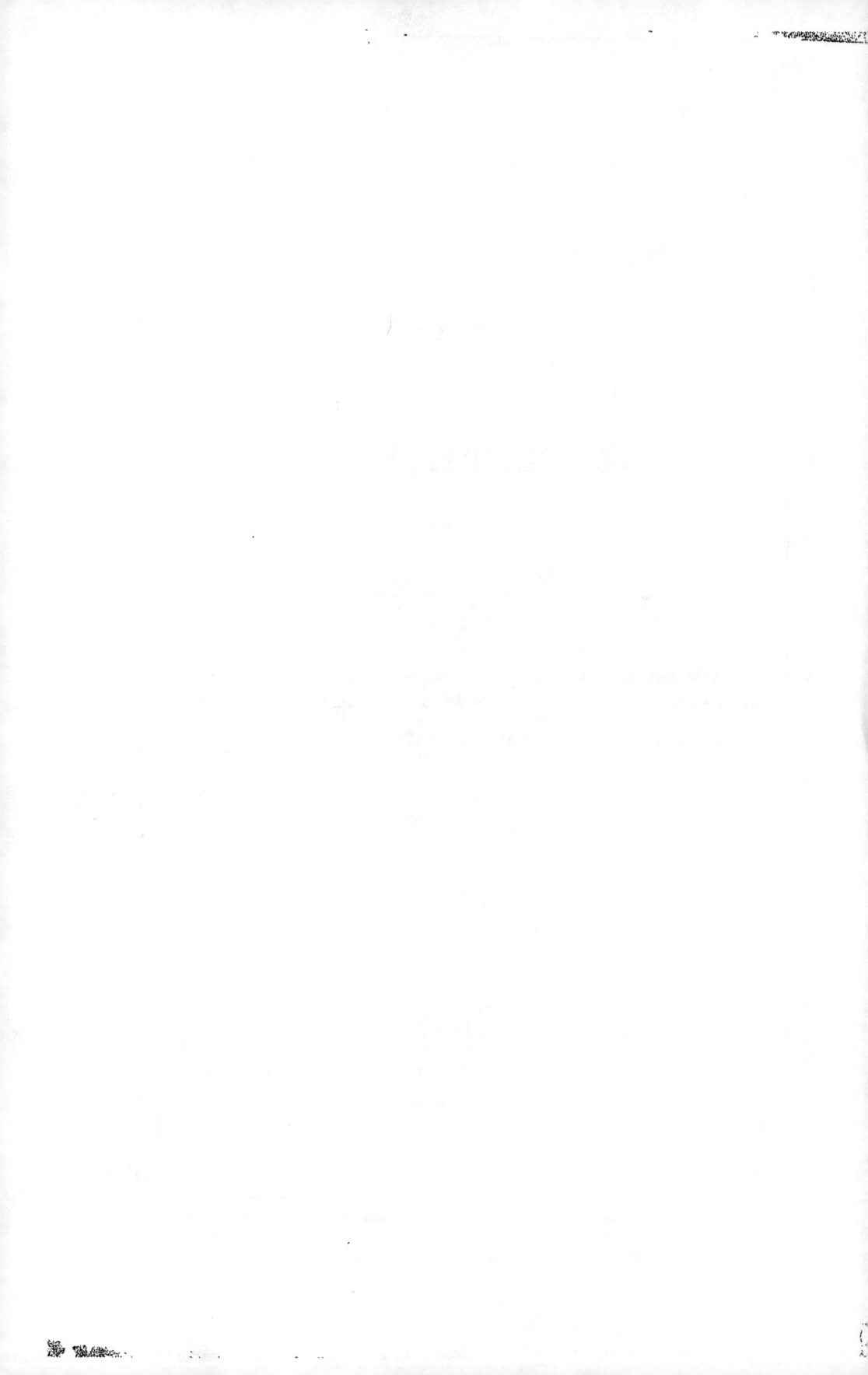

SALINS

(SAVOIE)

ET

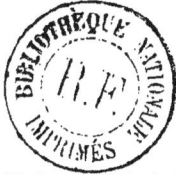

SES EAUX THERMALES

PAR

Le Docteur L. DESPREZ

EX-INTERNE DES HÔPITAUX CIVILS DE LYON

MEMBRE DE LA SOCIÉTÉ DE MÉDECINE ET DE CLIMATOLOGIE DE NICE,

DE LA SOCIÉTÉ DES LETTRES, SCIENCES ET ARTS DES ALPES-MARITIMES, ETC.

MÉDECIN CONSULTANT A BRIDES ET A SALINS

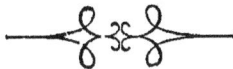

PARIS

V. ADRIEN DELAHAYE ET Cⁱᵉ, LIBRAIRES-ÉDITEURS

Place de l'École de Médecine.

1879.

RÉSUMÉ ANALYTIQUE.

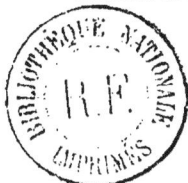

—

Nous croyons être utile et agréable à nos confrères en donnant, au début de ce travail, un tableau qui le résume le plus succinctement possible et qui permet d'en embrasser, d'un coup d'œil, les parties les plus importantes et les plus pratiques. Grâce à lui, ils pourront retrouver, en un instant, un détail oublié, et économiser ainsi le temps du praticien qui est toujours si précieux.

Les eaux de Salins (Savoie), véritable mer thermale, sont chlorurées-sodiques fortes, ferrugineuses, iodurées, bromurées, arsenicales et lithinées.

Elles sont thermales et à la température la plus favorable pour leur administration, + 35°.

Elles sont gazeuses : ce qui augmente leur digestibilité et leur action stimulante. Ce sont les seules en France, de cette catégorie, que l'on puisse prendre à l'intérieur à dose suffisante, sans crainte d'accidents du côté du tube digestif.

A moins d'indications spéciales, les bains sont donnés à eau courante, ce qui en change complètement les effets.

Le voisinage de Brides permet, dans beaucoup de cas, de combiner les deux traitements, ce qui est une ressource immense.

Enfin, des sources d'eau froide, existant dans le voisinage, permettent, dans les deux établissements, de mêler, au besoin, des exercices hydrothérapiques au traitement minéral.

Voici le tableau des affections que nous soignons avec le plus de succès, soit avec les eaux de Salins seules, soit surtout par l'emploi simultané de celles-ci et de celles de Brides :

Affections asthéniques. Anémie, chloro-anémie, convalescences de maladies graves, épuisements de toutes sortes et débilités de toute nature.

Affections du système lymphatique. Lymphatisme et scrofule sous toutes leurs formes : scrofulides, ulcérations strumeuses, ophthalmies et otites scrofuleuses, coxalgie, tumeur blanche, ankylose incomplète, carie, nécrose, mal de Pott, rachitisme, incurvation des membres, déviation de la taille, arrêts de développements généraux ou partiels, avec ou sans paralysie.....

Dermatoses chroniques, sèches ou humides, — syphilis.

Affections du système nerveux. Paralysies générales ou locales, — paralysies consécutives aux maladies aiguës, — paralysies hystériques, saturnines, métalliques, rhumatoïdes, — hémiplégie, — paraplégie, — anesthésie de la peau, — tremblement des membres.....

Affections du système genito-urinaire. Spermatorrhée, — impuissance.
Aménorrhée, — dysménorrhée, — leucorrhée.
Incontinence d'urine.

Affections chroniques de l'utérus, — engorgements utérins et péri-utérins, — exsudats puerpéraux, qu'ils soient dans l'utérus, dans l'ovaire ou dans le péritoine, — déviations utérines diverses, — relachement des ligaments, — prolapsus.

Tumeurs fibreuses.

Stérilité.

umatisme
goutte.

Rhumatisme et goutte chroniques, — arthrites chroniques, — sciatique.

ffections
rurgicales.

Œdème, gêne et douleur qui succèdent aux fractures, aux luxations, aux entorses.

Cicatrisation de plaies par armes à feu invétérées, certaines fistules anciennes.....

On peut aussi faire un traitement corroborant après d'autres cures d'eau.

I.

Salins, que l'on confond trop souvent avec son homonyme du Jura, est un petit village de la Tarentaise situé sur les bords du Doron, dans une vallée profonde et étroite, à 1500 mètres de Moutiers et à 4 kilomètres de Brides, charmante station dont nous aurons souvent à parler dans ce travail et dont le voisinage est d'une importance très-grande. Son altitude est de 490 mètres au-dessus du niveau de la mer ; pendant les quatre mois d'été la température moyenne y est de + 22° centigrades ; l'air y est très salubre ; les épidémiesy sont inconnues ; pendant tout l'été un vent N. E. quotidien vient tempérer la chaleur du jour et donner à l'atmosphère une pureté parfaite.

On y arrive, en prenant le chemin de fer de Paris à la Méditerranée, jusqu'à la station de Chamousset, section du Mont-Cenis ; de là une diligence conduit les baigneurs, par Albertville et Moutiers, jusqu'à destination. Le 1er juillet 1879, la voie ferrée ira jusqu'à Albertville, et bientôt même jusqu'à Moutiers ; mais en attendant, la route entre ces deux villes étant charmante, on acceptera volontiers de la faire en voiture.

Salins était autrefois la grande ville du pays. On comprend, en effet, toute l'importance que devait lui donner sa source minérale qui fournissait le sel à toute la contrée ; c'était le centre du gouvernement, et pendant longtemps les princes de la Maison de Savoie y résidèrent. Elle florissait donc, lorsque, vers la fin du XVe siècle, l'éboulement d'une montagne voisine l'engloutît complètement et exhaussa de 6 à 8 mètres le sol de la vallée. Ce cataclysme, du reste, ne fut pas unique dans la contrée; plusieurs villes et villages disparurent de cette façon à différentes époques. Aime et Brides, entre autres, eurent le même sort, et l'an dernier encore, l'éboulement du *Bec rouge,* quoique beaucoup moins considérable, fit une grande sensation et amena à Sainte-Foy de nombreux visiteurs. L'histoire de la Tarentaise et de ses transformations géologiques est très-intéressante, et n'a été encore qu'à peine ébauchée. Nous croyons donc rendre service aux curieux des choses de la nature en leur annonçant un ouvrage que prépare, sur ce sujet, le savant archiviste du département du Rhône, M. Guigues, dont le nom est déjà cher aux érudits.

Actuellement notre station n'est plus qu'un petit village composé de quelques maisons échelonnées de chaque côté de la route qui conduit à Brides. L'établissement thermal est au milieu. Deux hôtels et une maison meublée y reçoivent les baigneurs qui, sérieusement malades, ne peuvent s'éloigner de l'établissement ; mais tous ceux qui peuvent supporter une promenade quotidienne habitent Brides dont le séjour est préférable sous tous les rapports (1). On doit considérer ces deux stations comme n'en faisant, à proprement parler, qu'une seule qui a deux sources différentes (2), mais dont le centre est à Brides. Dans cette dernière, en effet, l'air est meilleur encore, l'altitude plus grande, le site infiniment plus riant et plus beau ; c'est là qu'est le Casino, là que se trouvent ces distractions paisibles

(1) Des omnibus font, plusieurs fois par jour, un service régulier entre les deux stations.

(1) Il en existe une troisième, dite Source Marcheti, non encore exploitée, mais qui, intermédiaire entre les deux premières comme situation topographique et comme minéralisation, viendra bientôt, j'espère, ajouter ses ressources à celles de ses devancières et augmenter encore notre champ d'action et l'importance de notre hydropole.

qui réunissent les baigneurs, rendent le séjour agréable
et aident encore au bénéfice de la cure ; c'est le point
de départ de ces splendides excursions dont nos envi-
rons abondent, et qui commencent à faire apprendre
aux touristes le chemin de nos montagnes ; enfin, au
point de vue du traitement mixte que nous prescrivons
si souvent, cet arrangement est infiniment plus pratique : l'eau de Brides devant se boire surtout le matin,
à jeûn, et, autant que possible, près du moment du
lever.

L'eau minérale sort d'un rocher calcaire au milieu du
village, à huit mètres environ de profondeur ; il n'en
était pas ainsi autrefois, mais cet abaissement du point
d'émergence est le résultat de l'éboulement dont nous
avons parlé déjà, qui, en exhaussant le sol de la vallée,
avait enfoui les sources salines ; elles restèrent même
perdues pendant près d'un siècle, et ce ne fut qu'en
1559, que le duc Philibert Emmanuel fit entreprendre
des travaux qui permirent de les retrouver. Les eaux, à
cette époque, n'étaient pas employées médicalement,
elles ne servaient qu'à alimenter des salines qui fonc-
tionnèrent jusqu'en 1866 ; en 1839 seulement, une Société de Moutiers, ayant à sa tête le Dr Savoyen, entreprit de fonder un établissement médical, qui fut le prin-
cipe de celui d'aujourd'hui et qui ne s'ouvrit qu'en 1841.

Cet établissement primitif fut amélioré et plus que
doublé, lorsque la Société la Tarentaise prit possession
des sources et entreprit leur exploitation, mais le nombre des baigneurs augmentant chaque année dans de
notables proportions, il devient insuffisant ; aussi espé-
rons-nous que dans un bref délai, il sera non-seulement augmenté de nouveau, mais complètement trans-
formé et mis à la hauteur des nécessités actuelles, soit
au point de vue du confortable, soit surtout sous le rapport de l'aménagement. Les appareils balnéatoires doi-

vent être plus nombreux et plus variés pour répondre
à toutes les indications, permettre aux eaux de déployer
toutes leurs ressources et être enfin au niveau des progrès de l'hydrologie moderne.

II.

L'eau de Salins est limpide ; il s'en dégage de nom-
breuses bulles d'acide carbonique ; sur son passage elle
laisse un dépôt ocreux très-abondant : on trouve dans
les conduits des conferves de différentes couleurs, mais
surtout d'un beau vert.

A la source, sa température est invariablement de
+ 35° c. Trésal rapporte pourtant qu'en 1856, après un
léger tremblement de terre, elle arriva subitement trou-
blée par une masse énorme de mollécules ferrugineuses
et que sa température s'éleva pendant une heure à
+ 41° c., et qu'en 1775, lors du tremblement de terre qui
détruisit Lisbonne, les eaux cessèrent de couler pendant deux jours et reparurent ensuite également trou-
blées et colorées en rouge (1).

Elle marque environ 2° à l'aréomètre de Beaumé.

Son odeur est légèrement pélasgienne, sa saveur est
salée et amère, mais non désagréable, les enfants en
général s'y habituent parfaitement, du reste sa température et le gaz qu'elle contient, la font bien supper-
ter par l'estomac et la rendent très-digestible.

Son débit est d'environ 5 millions de litres dans les
vingt-quatre heures, ce qui permet de donner des bains
à eau courante.

Elle est employée en boisson, en bains et en douches;
les boues et les conferves sont utilisées extérieurement
comme applications résolutives. J'espère que dans le

(1) Salins (Savoie) eaux de mer thermales.

nouvel établissement, que l'on doit faire bientôt, ainsi que nous l'avons dit, il y aura des salles d'aspiration et de pulvérisation et des douches locales qui dans beaucoup de cas seraient très-utiles. J'espère aussi que l'on créera des bains et des douches d'acide carbonique, comme il en existe déjà dans plusieurs stations thermales, et qu'on préparera de nouveau, pour l'usage médical, des Eaux-Mères, dont nous sommes privés depuis la fermeture des salines.

Une source d'eau froide qui émerge du rocher, près de la source thermale, permet de mêler au besoin des exercices hydrothérapiques au traitement thermal et dans plusieurs cas je me suis trouvé on ne peut mieux de cette adjonction.

L'analyse chimique a donné pour 1,000 gr. d'eau minérale les résultats suivants :

	gr.
Acide carbonique.	0 68
Chlorure de sodium.	10 22
» de magnésium. . . .	0 30
Sulfate de chaux.	2 40
» de soude.	0 98
» de magnésie.	0 52
Carbonate de fer.	0 15
» de chaux	0 75
Brôme, iodure potassique, arséniates	traces

15 32

Depuis cette analyse, divers chimistes ayant de nouveau étudié nos eaux, ont constaté que l'iode, le brôme et l'arsenic s'y trouvaient en quantité assez notable, pour produire une action sérieuse. Enfin M. Langrognet, de Chambéry, y a découvert la lithine en proportion importante.

III.

Les eaux de Salins (Savoie) sont donc à la fois chlorurées-sodiques fortes, ferrugineuses, iodurées, arsenicales et lithinées ; elles sont chargées d'acide carbonique ; elles sont thermales et enfin elles ont un débit assez considérable pour permettre de donner des bains à eau courante : telles sont les qualités qui les mettent à la tête des eaux similaires et qui leur font faire chaque année des cures si remarquables.

Leur supériorité est si appréciable, qu'elle est immédiatement signalée par les baigneurs qui ont fait dans d'autres stations des cures antérieures et qui, nulle part, n'avaient éprouvé cette sensation de bien-être que produit l'immersion dans ces eaux à la fois si vivantes et si vivifiantes ; du reste, elle est constatée par tous les hydrologues qui en ont parlé ; ainsi MM. Gubler (1), Rotureau (2), Mélier (3), Trésal (4), Laissus (5), Girard de Cailleux (6)..., en conviennent ; nous ne pouvons rapporter ici les paroles propres de chacun de ces auteurs, mais nous citerons en terminant quelques lignes empruntées à M. Gubler et d'après l'opinion du savant professeur de thérapeutique, on verra toute l'estime que mérite notre station.

Leur action physiologique est en rapport direct avec les résultats donnés par l'analyse chimique et avec les caractères que nous venons de leur reconnaître ; aussi

(1) Du traitement hydriatique des maladies chroniques.
(2) Examen comparatif des principales eaux d'Allemagne et de France.
(3) Rapport au Conseil d'hygiène et de salubrité publiques.
(4) Loc.cit
(5) Notice sur les eaux chlorurées de Salins.
(6) Etudes sur les eaux minérales de Brides et de Salins.

sont-elles à la fois toniques, reconstituantes et résolutives au plus haut degré ; selon le mode d'administration, elles peuvent être aussi diurétiques, purgatives et altérantes ; mais elles sont peu employées, seules surtout, en vue d'obtenir ces résultats, grâce au voisinage de Brides, dont la source remplit ce but beaucoup plus facilement et sans faire courir aux malades les mêmes chances d'irritation des voies digestives.

L'effet le plus prononcé et le plus rapidement ressenti est une sensation de tonification remarquable ; on se trouve, en sortant d'un bain donné à propos et de durée convenable, plus alerte et plus dispos, le corps est plus léger et capable de supporter des fatigues beaucoup plus grandes.

La fièvre thermale s'observe assez rarement pendant la cure, et encore quand elle se manifeste, est-elle le plus souvent le résultat d'un refroidissement, d'un écart du régime ou d'une autre cause en dehors du traitement. J'en dirai autant des éruptions diverses que l'on désigne sous le nom de *poussée* et qui se montrent dans beaucoup de stations pendant la cure minérale ; elle est rare à Salins. Cependant je dois dire que j'ai observé deux cas dans lesquels des enfants, à la suite d'un refroidissement pris en retournant chez eux, ont eu une poussée très-vigoureuse avec suintement considérable, mais qui, peu de jours après, disparut pour faire place à une amélioration très-notable de l'état général.

Nous ne croyons pas devoir entrer dans de plus grands détails et indiquer séparément l'action de chacune des substances minéralisatrices ; nous n'aurions rien de bien nouveau à dire sur ce sujet qu'ont traité longuement tous les hydrologues ; mais avant d'aborder le chapitre des applications pratiques de nos Eaux, nous allons étudier un peu plus longuement trois points

qui, à mon avis, ont une importance capitale et donnent
à notre station son véritable caractère ; ces trois points
sont : la thermalité, le dégagement d'acide carbonique
et la balnéation à eau courante.

A. — Thermalité.

La thermalité n'est pas *une simple question de com-
bustible,* comme le prétend certain de mes confrères,
qui a de graves raisons pour soutenir ce paradoxe ;
quiconque s'est plongé dans une eau thermale a éprouvé
cette impression spéciale qu'il est difficile d'analyser,
mais que l'on ressent distinctement et que les hydrologues ont signalée. « Je me crois fondé, dit mon excel-
lent ami, le docteur Lambron, à attribuer des propriétés
spéciales au calorique que les eaux thermales rappor-
tent des entrailles de la terre (1). » M. Fontan avait dit
aussi : « Quoique je persévère dans l'opinion que, phy-
siquement, nous ne pouvons trouver de différence entre
l'eau naturellement chauffée et celle qui l'est artificiel-
lement, je ne pense pas, d'après les observations que
j'ai faites, qu'on obtienne les mêmes résultats théra-
peutiques avec ces deux espèces d'eaux. Ainsi, pour les
rhumatismes on obtient des résultats très-avantageux
avec des eaux thermales variées, et ces résultats sont
bien plus douteux avec les eaux chauffées. Pourquoi ?
je l'ignore ; je constate un fait et il n'a pas moins de
valeur pour moi, bien que je ne puisse l'expliquer (2). »
Il y a bien certainement là une différence que nous ne
pouvons encore apprécier mathématiquement, mais que,
forcés par l'évidence, nous devons admettre ; de même
que nous avons déjà dû reconnaître que, malgré une
composition parfaitement identique, chimiquement par-

(1) Les Pyrénées et les eaux thermales sulfureuses de Bagnères-
de-Luchon.

(2) Recherches sur les eaux minérales des Pyrénées.

lant, il n'y a aucune comparaison possible, comme action, entre une eau minérale naturelle et une eau minérale préparée dans une officine pharmaceutique. Tout le monde sait que certaines eaux complètement inermes, moins minéralisées que beaucoup d'eaux dites ordinaires, ne doivent guères qu'à leur thermalité une action sérieuse et incontestée.

Ce n'est pas seulement sur l'eau employée extérieurement qu'agit la thermalité. « Le malade boit à la fois l'eau, le calorique, ainsi que tous les principes fixes et volatils qui la constituent ; tous ces éléments entrent en jeu simultanément. » (Patissier, ann. de la Soc. d'hydrol. de Paris.)

Enfin, pour M. Gubler, la thermalité non-seulement joue un rôle capital, mais elle est presque aussi importante que la minéralisation ; et nous citerons son opinion avec d'autant plus de plaisir, que c'est à propos de nos eaux qu'elle est exprimée : « Toutefois, dit-il, la densité de la solution saline n'est pas la seule condition d'activité d'une eau pélasgienne ; la thermalité a aussi son importance. Or, Salins de Savoie possède cette qualité en même temps qu'une minéralisation supérieure à celle de Kreutznach, dont l'eau froide ou à peine dégourdie et médiocrement chargée, ne mérite, à aucun point de vue, la vogue dont elle jouit encore même, parmi nous (1). »

B. — Dégagement d'acide carbonique.

La présence de l'acide carbonique a toujours, pour une eau minérale, une très-grande importance, et cela au double point de vue de l'usage interne et de l'usage externe. Relativement à Salins, son rôle est capital ; c'est, en effet, à l'action de ce gaz et à sa thermalité

(1) Loc. Cit.

que notre eau doit le rare privilège d'être facilement
acceptée par l'estomac, malgré sa forte minéralisation,
et d'être très-digestible ; M. Gubler constate même
que dans les affections qui réclament l'usage interne
d'eaux minérales, capables de modifier la nutrition et la
formation organiques', non-seulement la nôtre a une
supériorité incontestable, mais qu'elle est la seule en
France qu'on puisse faire absorber en quantité suffisante,
sans s'exposer à provoquer une irritation plus ou moins
vive des premières voies et de la diarrhée (1).

L'acide carbonique a aussi une influence très-grande,
relativement à l'usage externe de l'eau minérale; c'est,
en effet, un excitant énergique du système périphéri-
que. C'est à lui, à mon avis, qu'on doit attribuer, en
partie, la stimulation si forte de nos bains et leur action
qui, sur plusieurs points et notamment par l'excitation
des systèmes vasculaire et nerveux, se rapproche de
celle qu'Herpin de Metz attribue aux bains de marc de
raisins et aux bains d'acide carbonique et que Rotureau
signale comme résultats des applications de ce gaz en
bains et en douches dans les hydropoles allemandes.
J'espère que bientôt nous pourrons, nous aussi, l'isoler
pour l'employer seul et que nous aurons ainsi une ressource de plus à notre disposition.

C. -- Balnéation à eau courante.

Le bain à eau courante que, sauf contre-indication,
nous employons constamment, offre des conditions
toutes spéciales, que je crois devoir signaler :

1° La température y est constante pendant toute la
durée de l'immersion, et cette condition est bien plus
importante encore, quand il s'agit d'une chaleur naturelle.

(1) Loc. cit.

2° Le dégagement de l'acide carbonique est continuel et ses bulles s'attachent tellement à toute la surface du corps, que celui-ci peut être considéré comme plongé dans un milieu à la fois liquide et gazeux ; c'est ce qui contribue certainement à produire l'énergie et la rapidité d'action qui caractérisent nos eaux et qui nous forcent à administrer les bains avec la plus grande prudence et à en déterminer la durée d'une façon très-rigoureuse, sous peine de provoquer non-seulement une surexcitation énorme, mais surtout des accidents, qui, variables selon l'état des malades, peuvent acquérir dans certains cas la gravité la plus grande.

3° Le bain a lieu dans une eau vivante, pour me servir de l'expression de Scouteten et possédant toute sa puissance électrique ; on sait, en effet, que dès qu'elle est séparée de sa source, une eau minérale s'altère plus ou moins, et que l'intensité de ses courants électriques diminue sensiblement, ainsi que l'ont démontré les belles recherches du docteur Lambron (1) : ici, au contraire, elle continue à faire corps avec la source, ses sels minéralisateurs sont encore à l'état naissant et plus actifs par conséquent, elle conserve donc toutes ses propriétés et donne tout ce qu'elle peut donner.

4° Enfin le mouvement continuel de l'eau dégage par lui-même, pendant toute la durée du bain, un courant électrique qui vient renforcer les courants existant déjà et ajouter encore à leur action.

IV.

Dans le chapitre que nous allons aborder, on verra revenir fréquemment le nom de Brides ; nous l'avons déjà prononcé plusieurs fois et dans le tableau que nous

(1) Etudes expérimentales sur le dégagement d'électricité dans les eaux sulfureuses de Bagnères-de-Luchon.

avons mis au commencement de ce travail, pour facil-
liter les praticiens, on a pu voir qu'il était lié à celui de
Salins, d'une façon bien intime ; est-ce à dire que nos
deux sources sont à peu près identiques, s'adressant
aux mêmes affections et ne pouvant marcher l'une sans
l'autre ? Je crois devoir dire quelques mots à ce sujet.

De la même lèvre d'une même faille, dans un espace
de quatre kilomètres, comme l'avait déjà fait remar-
quer mon regretté confrère et ami Tresal, sortent trois
sources différentes (1) ; ces trois sources de température égale, viennent certainement de la même nappe
thermale souterraine (2) ; seulement les filets émanés de
cette nappe primitive, s'en sont séparés à des hauteurs
diverses, ont pris des directions différentes, ont traversé
des terrains de composition variée, et s'y sont minéra-
lisés diversement. Ceux qui nous occupent ont ren-
contré des terrains de même nature, possédant les mêmes substances minérales, mais dans des proportions
différentes ; aussi arrivent-elles elles-mêmes chargées
des mêmes principes minéralisateurs, mais dans des
proportions différentes aussi. Il sera intéressant de
faire des comparaisons à ce sujet, quand l'analyse de la
source intermédiaire sera publiée ; pour le moment je
ne puis dire qu'une chose, c'est que la proportion de
de chlorure de sodium diminue à mesure que le point
d'émergence de la source s'élève au-dessus du niveau
de la mer.

Cette variété dans les proportions des principes mi-

(1) J'ai déjà dit un mot de la source Marcheti qui n'est pas encore exploitée et que nous ne pouvons que mentionner.

(2) Il est probable que cette nappe alimente d'autres sources
minérales dans la région et notamment, si elle ne va pas plus loin,
celle de Bonneval qui est située dans le voisinage du bourg Saint-
Maurice, de l'autre côté de notre massif de montagnes et qui pros-
pérerait certainement si elle était d'un abord plus facile.

néralisateurs en amène naturellement une très-grande
dans l'action physiologique des eaux ; aussi avons-nous
deux sources complètement différentes et qui n'appar-
tiennent plus à la même classe ; tandis que l'une est
saline sodique-calcique forte, l'autre est saline sulfatée
calcique-sodique et forme presqu'à elle seule un groupe
dans la classification des eaux minérales (Petrequin et
Socquet), inutile alors de dire qu'elles n'agissent plus
de la même manière et ne s'adressent pas aux mêmes
maladies ; nous les réunissons très-souvent, c'est vrai ;
mais c'est tantôt à titre d'auxiliaire, tantôt à titre de cor-
rectif, et dans quelques cas même, surtout pour Salins,
l'usage de l'une n'est possible ou au moins prudent
qu'avec le concours de l'autre.

Faut-il dire au contraire que l'une est indispensable
à l'autre et que seules elles ne sauraient exister ? Certes
non, elles sont toutes deux assez riches et assez puis-
santes pour se suffire, et la vogue de nombre de sources
inférieures aux nôtres et isolées en est une preuve assez
évidente ; mais d'un côté leur champ d'action serait
un peu plus restreint, de l'autre l'expérience nous ayant
démontré tout l'avantage qu'il y avait à combiner leur
action, nous en profitons : d'autant plus que cette com-
binaison nous donne une supériorité très-grande sur les
eaux similaires qui n'ont pas cette ressource.

Nous trouvons même que la différence entre les deux
sources est tellement tranchée qu'au lieu de les étudier
ensemble, dans le même travail, nous avons crû devoir
les séparer afin de mieux donner à chacune sa vie et
son caractère propres. Un peu plus tard, nous adressant
alors plus spécialement aux baigneurs, nous pourrons
réunir en un seul nos deux travaux, et lui donner une
physionomie différente, mais aujourd'hui c'est surtout
aux médecins que nous nous adressons et nous voulons
leur montrer nos hydropoles dans tous leurs détails et
sous leur vrai jour.

V.

A. — Nos eaux sont éminemment toniques et reconstituantes, avons-nous dit, aussi parmi les maladies qui en sont justiciables, nous mettrons en première ligne toutes les affections dans lesquelles dominent la débilitation, l'atonie et l'anémie sous toutes leurs formes. Elles fortifient en effet avec une énergie et une rapidité très-remarquables ; nous avons pu nous en convaincre par nous-même et la reconnaissance nous fait un devoir de le proclamer. Du reste on a signalé de tout temps l'importance et l'efficacité des eaux salino-martialesgazeuses dans les affections asthéniques et j'ajouterai que l'on est souvent étonné de voir combien, malgré leur action énergique, elles sont peu irritantes et excitantes dans ces cas là; j'ai même eu l'occasion de voir des chlorotiques à système nerveux très-excitable, chez qui Neris n'avait rien produit, être calmées assez promptement par nos bains où elles n'entraient qu'en tremblant.

B. — Elles stimulent vivement la circulation, mais surtout la circulation blanche, le système ganglionnaire, c'est à cause de cela qu'elles sont si résolutives, c'est ce qui leur donne une action si efficace dans le lymphatisme et la scrofule, ces deux affections, qui depuis quelques années surtout, envahissent les jeunes générations et semblent chaque jour s'étendre davantage.

Tout le monde connaît l'influence du traitement pelasgien sur ces affections, qui du reste fréquentent en foule les eaux salines et les bains de mer, mais on ne sait pas assez combien notre halopège s'adapte mieux que toute autre à leur médication. Les bains de mer ont

en leur faveur, il est vrai, ces plages sablonneuses et
ensoleillées, où les malades aspirent à pleins poumons
un air chargé de principes salins ; c'est un adjuvant ex-
cellent que nous faisons employer largement l'hiver
sous le beau ciel de Nice, et que nous espérons pouvoir
bientôt remplacer autant que possible, dans le nouvel
établissement de Salins, par des salles d'aspiration que
nous avons plusieurs fois demandées à notre administration ; mais pour les deux parties les plus importantes
du traitement, c'est-à-dire l'absorption de l'eau médi-
catrice et la balnéation, les plages marines sont bien
inférieures : la boisson en effet ne peut être que très-
insuffisante à la mer, sous peine de produire des irrita-
tions des voies digestives. Quant à la balnéation, les
affections qui nous occupent demandent de la chaleur,
les malades qui en sont porteurs réagissent souvent
mal, les enfants et toutes les personnes délicates ne sup-
portent que difficilement l'usage de l'eau froide ; si les
bains de mer sont chauds, ils ne peuvent être considé-
rés que comme les autres eaux chlorurées-sodiques
athermales, dont les bains même à minéralisation beaucoup plus forte, ne présentent pas comme les nôtres,
les conditions sur lesquelles je me suis appesanti, et ne
peuvent produire les mêmes effets. Notre source, du
reste, est tout-à-fait une mer thermale, comme l'appe-
lait Trésal, et c'est la vraie mer pour les enfants ; mais
aussi, qu'ils sont nombreux chaque année à fréquenter
nos hydropoles, et quelle satisfaction pour les parents
et pour nous, de voir ces petits êtres pâles, chétifs,
souffreteux, à vraie figure de cire, comme on en ren-
contre tant dans les villes, changer presqu'à vue d'œil
et reprendre de jour en jour, couleur, force, vigueur,
embonpoint.

La scrofule est modifiée d'une façon merveilleuse
sous toutes ses formes, depuis ses manifestations les

plus superficielles et les plus légères, jusqu'aux accidents les plus profonds et les plus graves : les lésions
osseuses surtout sont combattues très-efficacement ;
ainsi la carie, la nécrose, et la cohorte des affections
articulaires, arthrites chroniques, tumeurs blanches,
ankyloses incomplètes..... bénéficient amplement de
l'emploi de nos eaux ; les Drs Savoyen, Trésal et Laissus ont déjà publié des observations très-remarquables
à ce sujet, nous en possédons nous-même de très-in-
téressantes que nous publierons plus tard : aussi pou-
vons-nous dire hautement, que grâce à leur usage bien
des membres ont repris leurs fonctions, beaucoup d'o-
pérations ont pu être évitées et nombre d'existences
leur doivent leur conservation. Nous n'entrerons pas
dans le détail de tous les accidents dûs au lymphatisme
et à la scrofule, que nous avons l'habitude de soigner à
Salins : nous en avons donné dans notre résumé, une
énumération qui doit suffire.

- A ce chapitre nous ajouterons les dermatoses chroniques, sèches ou humides sur lesquelles nos eaux ont
une influence très-marquée, surtout quand Brides four-
nit son concours. Cette action n'étonnera personne, plusieurs sortes de dermatoses, surtout quand elles sont
plus ou moins liées à un état scrofuleux, demandent un
traitement pelasgien. Enfin notre source partage, avec
beaucoup d'autres eaux excitantes, le privilège de dé-
ccler l'existence de la syphilis et de favoriser sa gué-
rison.

C.— Notre halopège stimule fortement le système
nerveux, aussi obtient-on d'excellents résultats dans les
affections nerveuses de toute nature, depuis celles qui
tiennent à une simple faiblesse de ce système et que
l'on confond trop souvent avec de l'excitation, jusqu'à
la paralysie elle-même, quelle qu'en soit la cause,

pourvu que toute tendance inflammatoire ait disparu.Je ferai même observer que dans ce dernier cas, Salins a sur les hydropoles similaires, telles que Balaruc,Bourbonne, La Motte..... une supériorité incontestable ; non-seulement en effet dans toutes les paralysies torpides, exemptes de tout phénomène irritatif, la stimulation nerveuse y est plus puissante encore, mais le voisinage de Brides, dont l'action décongestionnante est si énergique, permet d'attaquer les hémiplégies et les paraplégies beaucoup plus tôt après l'accident cérébral ou médullaire qui les a produites et par conséquent avec beaucoup plus de chances de succès. Mais il faut que les malades soient prévenus, qu'ils doivent se faire diriger et même être surveillés de près; vouloir se conduire seul est s'exposer aux accidents les plus graves.

Inutile d'ajouter qu'on retirera les meilleurs effets dans les paralysies hystériques, saturnines et rhumatoïdes, etc..., que nous avons mentionnées dans notre résumé et notamment dans les paralysies de l'enfance.

D. — L'action des eaux de Salins sur les organes génito-urinaires est très-marquée et résulte certainement soit de leurs effets sur le système nerveux et sur la circulation, soit de la tonicité générale qu'elles produisent dans tout l'organisme. Chez l'homme la virilité est réveillée notablement, aussi obtient-on d'excellents résultats dans les cas d'impuissance et de pertes séminales ; chez la femme l'aménorrhée, la dysménorrhée et la leucorrhée sont puissamment combattues; cette année encore j'ai eu l'occasion de voir une dysménorrhée très-douloureuse et très-rebelle être amendée d'une façon très-remarquable. Il existe en outre chez les deux sexes une maladie bien désagréable, qui devient une véritable infirmité et dont les traitements ordinaires ne peuvent souvent pas avoir raison : C'est l'incontinence d'urine, nous obtenons dans ces cas des succès nombreux.

Enfin il y a les affections utérines pour lesquelles nous avons de grandes ressources qu'on ne connaît pas assez et sur lesquelles je veux attirer l'attention ; nous en reparlerons plus longuement quand nous nous occuperons de Brides, mais Salins jouant un rôle important dans ce traitement, nous devons entâmer ici cette sérieuse question.

Jusqu'à présent quoique l'on connût l'action éminemment résolutive des eaux de Salins et malgré leur analogie avec d'autres sources où ces affections se rendent en foule, les médecins les avaient peu appliquées au traitement des maladies utérines ; effrayés d'avoir vu des bains intempestifs ramener de l'acuité dans des métrites qui sommeillaient, n'ayant pas assez de temps peut-être pour s'occuper spécialement de ces maladies et instituer contre elles un traitement méthodique, ils n'ont conseillé ces eaux que dans des cas restreints et se sont bornés pour les autres à prémunir les malades contre les dangers de leur usage inopportun. Depuis que je dirige des cures minérales à Brides et à Salins, j'ai institué ce traitement avec d'autant plus de soins, que pendant près de quinze ans, à Lyon, je m'étais beaucoup occupé de ces affections, j'ai obtenu déjà l'installation de quelques appareils spéciaux et j'ai traité nombre de maladies utérines ; or, je puis dire que non-seulement les eaux de Salins sont au moins aussi efficaces que toutes les eaux similaires où la mode envoie cette clientèle, mais que là encore, le voisinage de Brides, permettant de répondre à toutes les indications, leur donne une supériorité incontestable. Dans ces maladies, en effet, le traitement doit s'adresser soit à l'état général soit à l'état local ; or, les causes générales sont : la chlorose, l'anémie, le lymphatisme, la

scrofule, l'herpétisme ou la syphilis, toutes affections puissamment combattues par une cure à Brides-Salins ; quant à l'état local, l'état congestif et la tendance inflammatoire sont très-efficacement modifiés par le traitement de Brides, et l'état torpide disparaît à Salins qui amène aussi la résolution des engorgements utérins et peri-utérins avec une rapidité très-grande. Ne sont-ce pas là les éléments d'une médication complète ? Mais là encore je répèterai que la plus grande prudence est nécessaire, que les malades doivent se faire diriger et surveiller de près sous peine d'augmenter leur maladie au lieu de la guérir.

Les productions fibreuses de l'utérus, qui sous forme de tumeurs fibreuses ou de plaques fibroïdes interstitielles siègent dans le corps ou le col et donnent lieu par leur présence à différents désordres, produisent des douleurs, des hémorrhagies, et ces déviations considérables dont l'un des résultats est d'empêcher la fécondation chez les femmes qui en sont affectées, ces productions dis-je sont influencées sérieusement dans notre station et diminuent progressivement. Mon confrère le docteur Laissus en a cité une observation, nous nous proposons nous-même un peu plus tard d'appuyer sur des séries de faits les assertions que nous avançons aujourd'hui.

D'après ce que nous venons de dire, on comprendra facilement que nos sources aient, ainsi que quelques autres du reste, la réputation de guérir la stérilité, et nous avons eu l'occasion d'observer nous-même plusieurs cas dans lesquels des résultats certains avaient été obtenus. Mais rien n'est moins étonnant. La stérilité en effet, ce problème si complexe et si intéressant, qui a excité les recherches de tant de praticiens, mais sur laquelle je ne puis m'étendre ici autant que je le voudrais, la stérilité dis-je, quand elle n'est pas le résultat

2*

de causes incurables, congénitales le plus souvent, ou
de vices de conformation qui rentrent dans le domaine
exclusif de la chirurgie, provient des maladies diverses
que nous venons de mentionner, chez les deux sexes,
comme justiciables de nos eaux, ou d'obstacles physio-
logiques sur lesquels notre traitement pourra avoir
beaucoup d'action en équilibrant et en tonifiant le système nerveux, ou encore de la polysarcie contre
laquelle Brides offre de grandes ressources.

E. — Sans vouloir donner à nos eaux la première
place dans le traitement du rhumatisme et de la névral-
gie, nous dirons cependant que lorsqu'il n'y a pas trop
de tendance à l'acuité, elles donnent de bons résultats
dans ces maladies, surtout quand celles-ci sont compli-
quées d'herpétisme, de scrofule ou d'anémie ; mais que
leur action devient vraiment active et remarquable
dans les arthrites, demi-ankyloses, paralysies, qui succèdent parfois à ces affections.

F. — Quant à la goutte, dont nous nous occuperons
plus longuement, quand nous étudierons les eaux de
Brides, mais dont nous ne pouvons nous dispenser de
dire ici quelques mots, on peut obtenir beaucoup dans
la forme chronique, grâce à la lithine que contient
Salins, mais surtout grâce à Brides, dont les eaux à la
fois purgatives, diurétiques et diaphorétiques, provo-
quent très-énergiquement l'élimination de l'acide uri-
que, tout en tonifiant sérieusement l'état général. J'en
ai vu des exemples très-remarquables , et je suis certain que les goutteux afflueront chez nous, dès que les
faits que je signale se seront répandus et seront arrivés
à la connaissance des praticiens et à celle des intéressés
eux-mêmes. Du reste, on peut faire dans nos eaux des
cures préparatoires ou complémentaires, avant ou après

un traitement dans une autre hydropole. M. Gubler est
très partisan de cette façon d'agir.

G. — Enfin on se trouve très bien de l'usage de notre
halopège dans un certain nombre d'affections dites
chirurgicales, pour obtenir par exemple le rétablisse-
ment complet des fonctions d'un membre après une
fracture, une luxation ou une entorse, et faire résoudre
les exsudats qui se forment autour de la partie lésée; dans
les cas de plaies atoniques, de blessures anciennes, surtout celles qui résultent de plaies par armes à feu ; et
même chez les lymphatiques certaines fistules se ferment
sous son influence.

VI.

Après avoir tracé les indications qui doivent faire
conseiller nos eaux, il est important de signaler leurs
contre-indications, et c'est ce que nous allons faire.

Sont contre-indiquées d'abord toutes les affections
qui présentent non-seulement de l'acuité, mais même
une tendance à l'état aigu et à la fièvre ; l'action exci-
tante de nos eaux explique facilement cette exclusion.
Nous avons dit cependant que l'action décongestionnante de la source de Brides aidant, on pouvait soigner
des maladies que, sans ce concours précieux, il faudrait
renvoyer impitoyablement , mais dans ces cas, dont le
médecin peut seul être juge, la plus grande prudence
et la surveillance la plus active sont de rigueur, ce
n'est qu'à ce prix qu'on obtiendra des résultats qui
seront parfois très-remarquables.

Une irritabilité nerveuse excessive peut être une
cause de contre-indication, mais c'est là encore une
question bien délicate à trancher : Toutes les années
nous voyons des malades, des femmes surtout, chez qui
il y a une surexcitation nerveuse, souvent très-mar-

quée, dépendant d'un état anémique et d'un défaut
d'équilibre dans le système nerveux et que nous trai-
tons très-utilement. Ces personnes tremblent à l'idée
d'entrer dans des bains si excitants et sont tout éton-
nées d'y retrouver, et très-rapidement même, le calme
et le sommeil. Mais là encore une étude attentive du
praticien permettra seule de décider l'opportunité de
l'application des eaux et les modifications que devra
subir leur administration, comme degré de minéralisation, température, forme et durée des exercices.

La phthisie pulmonaire me paraît une contre-indication formelle ; je sais bien que dans la forme torpide on
a conseillé le traitement pelasgien, on l'emploie même
beaucoup dans les stations salines de la province de
Salsbourg et notamment dans la jolie ville d'Ischl, ainsi
que nous l'avons écrit nous-même (1), mais ces eaux
salines artificielles sont moins actives et moins stimu-
lantes que les nôtres et notre climat, quoique plus to-
nique, est plus dur, et serait peut-être moins bien sup-
porté par ces malades; je crois donc qu'il est préférable
pour eux de ne pas faire des essais qui pourraient être
dangereux et d'aller chercher leur salut dans des
hydropoles mieux appropriées à leur traitement.

Les maladies de cœur et celles des gros vaisseaux
doivent être proscrites de Salins ; j'ai même eu l'occasion de voir une jeune fille, qui, ayant une affection
cardiaque, et se dirigeant seule, avait failli avoir des
accidents graves, à la suite de bains très-courts cependant ; j'ai dû prescrire un traitement sédatif, grâce
auquel il n'y a rien eu de sérieux. Tresal a cité pourtant une dame qui, pour une maladie de cœur avancée,
avec les symptômes de la cachexie cardiaque, fit une
cure à Salins, malgré l'avis des médecins, et s'en trouva
admirablement bien, mais c'est une exception qu'on

(1) *Gazette Médicale de Lyon* 1861.

peut citer comme curiosité, et qui ne peut en rien infir-
mer l'exclusion que nous avons prononcée. Dans notre
travail sur Brides, nous dirons, au contraire, que les
affections cardiaques, quand elles ne sont pas trop
avancées, et surtout les altérations graisseuses du
cœur, peuvent obtenir au moins un très grand soulage-
ment dans cette hydropole.

Enfin il y a contre-indication dans tous les cas de
plethore, suractivité du système sanguin, comme l'avait
déjà remarqué le Dr Gosse, de Genève, en 1838, avec
tendance aux congestions viscérales et spécialement
aux congestions du côté du cerveau.

VII.

Dans quel moment doit-on faire la cure? Nous avons
pour cela quatre mois, du 1er juin au 1er octobre ; il est
même probable que plus tard la saison commencera
effectivement dans la dernière quinzaine de mai ; mais
pour cela il faudra arriver à vaincre peu à peu un pré-
jugé ; nous sommes dans les montagnes, notre climat
doit être très-froid, voilà l'opinion que nous ne pouvons déraciner, nous avons beau montrer la vigne cul-
tivée sur toute la montagne qui fait face à Brides, peine
perdue ; aussi les baigneurs s'obstinent-ils à ne venir
en foule qu'en juillet et en août. Certainement la cure
se fait dans de bien meilleures conditions par le beau
temps que par la pluie et le froid, et chaque année la
température n'est pas également bonne , mais, en
moyenne, on peut dire que les mois de juin et de sep-
tembre, sauf quelques jours mauvais dûs au changement de saison qui se fait dans la seconde moitié de ces
deux mois, sont magnifiques dans nos montagnes, la
température y est souvent même meilleure que pendant
les deux autres, car la chaleur du jour étant moins

forte, les promenades, les excursions et l'exercice en plein air sont plus faciles, ce qui ajoute beaucoup au bénéfice de la cure. Les baigneurs que le hasard nous a amenés pendant ces mois ont pu s'en convaincre, aussi les préfèrent-ils, et comme leur nombre s'accroît chaque année, nous pouvons prévoir que bientôt notre hydropole sera visitée indistinctement pendant toute la saison thermale. Du reste, cette habitude de choisir pour aller aux eaux les mois de juillet et d'août est très-répandue, on la retrouve dans la plupart des établissements, et souvent au détriment des résultats de la cure. En parlant de Brides, j'aurai l'occasion d'y revenir et je dirai que surtout pour les stations dans lesquelles la boisson joue le principal rôle, cette habitude a des inconvénients sérieux, la digestion de l'eau et l'absorption des principes minéralisateurs se faisant souvent moins facilement pendant les trop grandes chaleurs.

Quant à la durée de la cure, elle varie approximativement entre 20 et 30 jours ; mais il nous est impossible de fixer une limite générale précise, celle-ci devant varier nécessairement avec chaque cas spécial et selon l'action plus ou moins profonde que l'on veut produire sur l'économie. Aux maladies chroniques il faut des traitements chroniques, dit Borden ; aussi certaines personnes devront prolonger leur traitement, d'autres devront même faire deux cures dans une année avec un repos plus ou moins long ; mais, je le répète, la ligne de conduite doit varier pour chaque malade, et le médecin peut seul la tracer avec connaissance de cause ; de cette façon seulement on obtiendra des effets vraiment remarquables et surprenants.

Quand et comment se font sentir les résultats de la cure ? C'est une question très-délicate, mais que les baigneurs doivent connaître pour ne pas se laisser aller à un découragement fâcheux ou à des appréciations

peu bienvaillantes et injustes pour un traitement dont
ils ne connaissent pas la manière d'agir et qu'ils veu-
lent juger trop tôt. Les eaux minérales, comme tous les
médicaments possibles du reste, n'impressionnent pas
de la même façon tous les baigneurs : les uns sentent,
ou parfois croient sentir une amélioration dans leur
état dès le début du traitement, ils prennent des forces
très-rapidement, s'équilibrent et ne tardent pas à faire,
sans fatigue aucune, des courses très-longues auxquel-
les ils n'auraient pas même songé avant de commencer
le traitement (1) ; d'autres n'éprouvent, pendant quelque temps du moins, presqu'aucun effet appréciable ;
d'autres, enfin, sont, surtout au commencement, éprou-
vés par le traitement ; ils sentent des lassitudes générales, de la somnolence, des maux de reins, une
aggravation de leurs douleurs... Voici, en résumé, ce
qui se passe chez les différents baigneurs au début du
traitement, mais ensuite, peu à peu, la cure s'avance et
quel qu'ait été le début, l'état général s'améliore, la
figure se colore presque toujours et prend un air de vie
et de santé, les forces augmentent, les douleurs et les
malaises font place à un sentiment de bien-être, et
presque tous partent avec un modification appréciable
de leur état. Mais là ne se borne pas l'effet de la cure.
Pidoux l'a dit depuis longtemps ; l'eau minérale est un

(1) Parmi les cas où la rapidité d'action a été vraiment surpre-
nante, il en est un très-remarquable que j'ai eu l'occasion d'observer et que je dois relater en deux mots : il s'agissait d'une
petite fille de six ans affectée d'un mal de pott à son début ; deux
des dernières vertèbres dorsales pointaient manifestement : l'enfant ne pouvait presque plus se tenir sur ses jambes ; quand elle
était dans sa petite voiture, la moindre secousse procurait de la
douleur. Huit jours après le début du traitement, elle courait sur
l'esplanade ; les baigneurs en étaient tous stupéfaits. — La mère
de cette enfant avait observé une amélioration après le premier
bain et me l'avait signalée ; je ne voulais y croire.

médicament à longue portée ; ellé demande un temps
souvent assez long pour produire tous ses résultats ; du
reste, on comprend aisément que quand il s'agit de
modifier profondément une constitution, la chose ne
puisse se faire que par un travail lent et patient, et
souvent même plusieurs saisons sont nécessaires. Pendant le traitement on s'imprégne des substances minéralisatrices, on se sature peu à peu des principes
modificateurs qui agissent ensuite lentement dans
l'économie ; sous leur influence il se fait un travail de
résorption, d'élimination et de reconstitution, et peu à
peu la constitution se transforme ; mais cela ne peut se
faire vite ; aussi voyons-nous souvent l'effet réel de la
cure ne se produire qu'au bout de deux, trois, quatre et
même cinq mois. Cette année, entre autres, j'en ai vu
plusieurs exemples très-frappants, surtout pour le traitement de Brides ; j'ai même vu des baigneurs partir
découragés, persuadés que leur cure avait été complètement inutile et ne ressentir qu'en janvier seulement
un changement très-sérieux dans leur état ; ce sont des
choses dont il faut être prévenu.

VIII.

Enfin il existe des accessoires qui ont sur le résultat
de la cure plus d'effets qu'on ne le croit généralement
et dont nous ne pouvons nous dispenser de dire quelques
mots. Ces accessoires sont: les vêtements, la nourriture,
l'exercice et les distractions.

Les baigneurs devront se munir de vêtements légers
pour la journée, mais en avoir aussi de chauds en cas de
besoin ; les soirées sont parfois un peu fraîches, le traitement balnéaire augmente l'impressionnabilité au
froid, et un mauvais temps peut produire un abaissement notable dans la température. A ce propos, je re-

commande instamment aux parents de proscrire pendant la cure les jambes et les bras nus chez leurs enfants, quelque habitude que ceux-ci puissent en avoir; le climat des montagnes se prête peu à ce système, surtout étant donné l'état général des enfants qu'on nous amène et la susceptibilité due à la cure.

Un régime sévèrement approprié est un grand élément de succès dans une cure thermale et surtout avec le genre de maladies que nous soignons : dans plusieurs stations étrangères on a compris la chose et c'est une des grandes causes de leur vogue ; chez nous il n'en est malheureusement pas ainsi, malgré nos efforts, l'influence médicale n'a pas pu pénétrer encore jusqu'à la salle à manger; nous en sommes donc réduit à la table d'hôte banale, dont le menu est trop souvent en contradiction formelle avec le traitement. Malgré cela disons que le malade qui désire sérieusement se guérir devra résister aux séductions et suivre autant que possible un régime convenable. Sa nourriture devra être de digestion facile et en quantité suffisante, elle devra consister en viandes rôties, volailles, poissons *légers* et quelques bons légumes cuits avec dessert composé surtout de fruits cuits ; on devra éviter les aliments gras et acides, les farineux, la salade et les fruits crûs.

L'exercice au grand air est une chose excellente et fait pour beaucoup de nos malades partie intégrante du traitement, il devra cependant être approprié comme limite et comme forme à chaque cas particulier, les écarts pouvant là aussi avoir des inconvénients sérieux.

L'esprit doit être libre pendant la cure et exempt de toute préoccupation, mais cela ne suffit pas, il faut des distractions et notamment pour beaucoup de malades qui fréquentent Brides elles sont très-utiles. Plusieurs stations en France et à l'étranger, plus importantes que les nôtres, offrent sous ce rapport des ressources que

nous ne possédons pas, mais qui si elles ont quelques
avantages, offrent aussi pas mal d'inconvénients et nui-
sent souvent plus à la cure qu'elles ne lui aident. Chez
nous tout se fait plus simplement ; les baigneurs doivent s'abandonner sans arrière-pensée à ces relations
faciles et exemptes d'étiquette qui sont proverbiales aux
eaux et que favorise encore l'aspect si complètement
champêtre et montagnard de notre pays : on se réunit
soit pour parcourir les sites magnifiques qui nous en-
tourent, soit pour se livrer ensemble à mille jeux et di-
vertissements qui reposent et charment l'esprit, aident
à la cure et laissent plus tard un délicieux souvenir ; tel
est le spectacle dont nous jouissons toutes les années
et que nos baigneurs se rappellent toujours avec plaisir.

IX.

Ici se terminent les renseignements que nous avons
cru devoir donner sur notre source bienfaisante, puis-
sent-ils se répandre, nous amener beaucoup de malades et nous permettre ainsi de soulager nos semblables.
A ceux qui pourraient nous trouver trop enthousiaste,
nous répondrons que nous n'avons donné que la stricte
expression de notre opinion, et que celle-ci s'est faite
peu à peu par l'observation rigoureuse des résultats obtenus sous nos yeux ; nous n'avons rien voulu
écrire avant de pouvoir le faire en parfaite connaissance de cause, mais aujourd'hui nous remplissons
cette condition ; du reste pour montrer que nous ne
sommes pas seul à professer pour nos eaux une si
grande estime, nous terminerons ce travail en emprun-
tant à M. Gubler un passage tiré de son cours sur les
eaux minérales de France, qui corrobore complètement
ce que nous avons dit nous-même.

« Ces eaux, dit-il, ont été indignement oubliées jus-

« qu'à ce jour, par un de ces torts que l'éloignement
« de la contrée qui les recèle peut seul expliquer. Ce sont
« les plus riches eaux chlorurées sodiques qui existent.
« Ni l'Espagne, ni l'Italie, ni même l'Allemagne qui
« se glorifie de Kreuznach, de Hombourg, de Nan-
« heim, de Kissingen, ne peuvent en fournir d'aussi
« précieuses, toutes leur sont inférieures. Température
« élevée, minéralisation concentrée, gaz en dissolu-
« tion, quantité déversée chaque jour, tels sont les ca-
« ractères supérieurs qui leur valent le premier rang
« parmi les eaux chlorurées-sodiques et leur assure un
« glorieux avenir, injustes jusqu'ici par l'oubli que nous
« en avons fait, sachons aujourd'hui réparer notre tort,
« et reconnaître tout le prix qu'elles ont le droit de
« nous réclamer. »

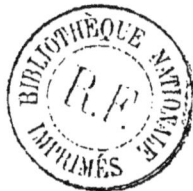

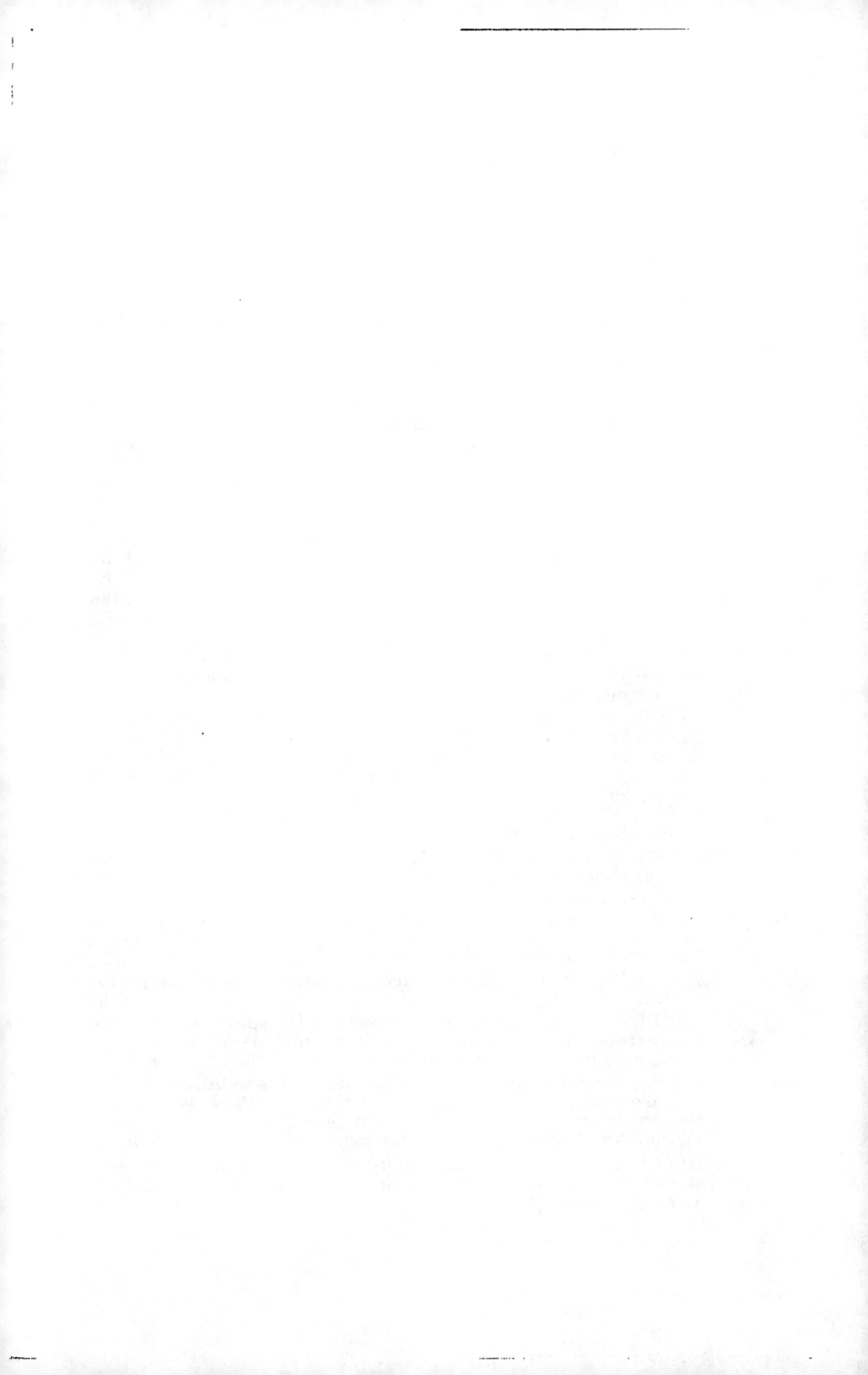

MAGNAN. **Étude expérimentale et clinique sur l'alcoolisme absinthique.** In-8.   1 fr. 50.

MAGNAN. **De l'alcoolisme, des diverses formes du délire alcoolique et de leur traitement.** Ouvrage couronné par l'Académie de médecine (Prix Civrieux 1872). In-8.   5 fr.

MAGNAN. **Étude clinique sur la paralysie générale.** Sous presse.

CHARCOT, professeur à la Faculté de médecine de Paris, médecin de l'hospice de la Salpêtrière, etc. **Leçons cliniques sur les maladies des vieillards et les maladies chroniques,** recueillies et publiées par le docteur BALL, professeur agrégé à la Faculté de médecine de Paris, etc. 2e édition, revue et augmentée. 1 vol. in-8, avec figures intercalées dans le texte, et 3 planches en chromolithographie, avec un joli cartonnage en toile.   8 fr.

> 2e série, publiée par le docteur Ch. Bouchard. Deux fascicules sont en vente.
> Prix du 1er fascicule.   1 fr.
> Prix du 2e fascicule.   2 fr.

CHARCOT. **Leçons sur les maladies du foie et des voies biliaires et des reins,** faites à la Faculté de médecine de Paris (cours d'anatomie pathologique), recueillies et publiées par MM. les docteurs BOURNEVILLE et SEVESTRE, rédacteurs du *Progrès médical.* 1 vol. in-8, avec 37 figures intercalées dans le texte, et 7 planches en chromolithographie. 1877.   10 fr.

JACCOUD. **Leçons de clinique médicale,** faites à l'hôpital de la Charité. Fort vol. in-8 de 878 pages, avec 29 figures et 11 planches en chromolithographie. 3e édition, avec un joli cartonnage en toile. 16 fr.

JACCOUD, professeur à la Faculté de médecine de Paris, médecin de l'hôpital de Lariboisière. **Traité de pathologie interne.** 2 vol. in-8, avec 37 planches en chromolithographie. 6e édition, revue et augmentée. 1879. 32 fr. Cart.   34 fr. 50

GUBLER, professeur à la Faculté de médecine de Paris, etc. **Leçons de thérapeutique** faites à la Faculté de médecine de Paris, recueillies et publiées par le docteur LEBLANC. 1 vol. in-8. 1877.   10 fr.

FAUVEL (CH.) **Traité pratique des maladies du larynx.** 1 vol. in-8, de 900 pages avec 144 figures dans le texte et 20 planches dont 7 en chromolithographie. Broché, 20 fr. Cart.   21 fr.

GAILLETON. **Traité élémentaire des maladies de la peau.** 1 vol. in-8 de 304 pages.   6 fr.

RELIQUET, ancien interne des hôpitaux de Paris, etc. **Traité des opérations des voies urinaires.** 1 vol. in-8 de 820 pages, avec figures dans le texte. Broché, 10 fr. Cartonné en toile.   11 fr.

RELIQUET. **Leçons sur les maladies des voies urinaires,** faites à l'École pratique de la Faculté de médecine de Paris. 1er fascicule. Miction. Spasme de la vessie et de l'urèthre. Action du chloroforme sur l'urèthre et la vessie. In-8 de 144 pages. 1878.   2 fr. 50

LAILLER, médecin de l'hôpital Saint-Louis, etc. **Leçons cliniques sur la teigne,** recueillies et publiées par L. LANDOUZY. 1 vol. in-8, avec 4 planches. 1878.   5 fr

www.ingramcontent.com/pod-product-compliance
Lightning Source LLC
Chambersburg PA
CBHW060500210326
41520CB00015B/4034